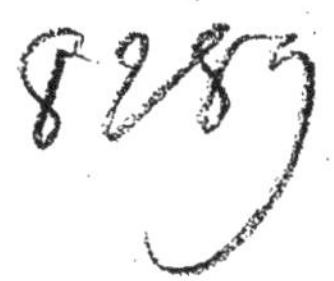

L'HOMŒOPATHIE

PROFESSÉE

A LA FACULTÉ DE MÉDECINE DE PARIS

PAR

LE DR X. BOURGEOIS

LAURÉAT DE LA SOCIÉTÉ CENTRALE DE MÉDECINE DU DÉPARTEMENT DU NORD
MEMBRE CORRESPONDANT
DE LA SOCIÉTÉ DE MÉDECINE PRATIQUE DE PARIS, DE LA SOCIÉTÉ MÉDICALE D'AMIENS
DE LA SOCIÉTÉ DE MÉDECINE D'ANVERS
DE LA SOCIÉTÉ MÉDICO-CHIRURGICALE DE BRUGES

PARIS

CHEZ J. B. BAILLIÈRE ET FILS

LIBRAIRES DE L'ACADÉMIE IMPÉRIALE DE MÉDECINE

RUE HAUTEFEUILLE, 19

LONDRES	NEW-YORK
HIPPOLYTE BAILLIÈRE	HIPP. ET CH. BAILLIÈRE FRÈRES
219, Regent-Street	440, Broadway

MADRID, BAILLY-BAILLIÈRE, 11, CALLE DEL PRINCIPE

1860

L'HOMOEOPATHIE

PROFESSÉE

A LA FACULTÉ DE MÉDECINE DE PARIS

PARIS. — IMP. SIMON RAÇON ET COMP., 1, RUE D'ERFURTH.

L'HOMOEOPATHIE

PROFESSÉE

A LA FACULTÉ DE MÉDECINE

DE PARIS

PAR

LE DOCTEUR X. BOURGEOIS

(De Tourcoing)

LAURÉAT DE LA SOCIÉTÉ CENTRALE DE MÉDECINE DU DÉPARTEMENT DU NORD,
MEMBRE CORRESPONDANT DE LA SOCIÉTÉ DE MÉDECINE PRATIQUE DE PARIS, DE LA SOCIÉTÉ
MÉDICALE D'AMIENS, DE LA SOCIÉTÉ DE MÉDECINE D'ANVERS,
DE LA SOCIÉTÉ MÉDICO-CHIRURGICALE DE BRUGES.

PARIS

J. B. BAILLIÈRE et FILS,

LIBRAIRES DE L'ACADÉMIE IMPÉRIALE DE MÉDECINE,
19, rue Hautefeuille.

Londres	**New-York**
H. BAILLIÈRE, 219, REGENT-STREET.	H. BAILLIÈRE, 290, BROADWAY.

MADRID, C. BAILLY-BAILLIÈRE, CALLE DEL PRINCIPE, 11

1860

L'HOMOEOPATHIE

PROFESSÉE

A LA FACULTÉ DE MÉDECINE DE PARIS

I

La Faculté de médecine de Paris a toujours eu le glorieux privilége de fixer l'attention du monde. Il s'est toujours trouvé au sein de l'École quelque grand génie qui a fait rejaillir sur elle l'éclat de sa renommée.

Mais, chose triste à dire! chaque illustre maître, en venant sur la scène, y a apporté un système nouveau qui, après avoir brillé d'un éclat éphémère, s'est bientôt éclipsé.

Depuis le commencement de ce siècle, combien de systèmes déjà ont succédé aux systèmes!

C'est d'abord le vénérable PINEL qui apparaît. Avec lui règne la philosophie en médecine, mais la philosophie matérialiste. Le célèbre novateur fit de la médecine comme on fait de la botanique ; il décrivit les maladies comme un sujet d'histoire naturelle, il les classa par genres, par espèces, dans un cadre nosographique.

On en était là quand s'élève tout à coup le fougueux

Broussais, qui abat l'édifice lézardé et vermoulu, et proclame sa nouvelle doctrine soi-disant physiologique ; pour lui, point de spécificité ni dans les maladies, ni dans les causes, ni dans les médicaments ; toute maladie est le cri d'un organe souffrant qu'il faut découvrir ; presque toutes les maladies sont inflammatoires ; de là saignées, sangsues, diète.

Cette doctrine, qui fit tant de bruit, ne dura pas. Bientôt le colosse aux pieds d'argile s'affaissa. Et l'on vit alors M. Louis fonder l'école numérique, qui ne tire ses déductions que de la statistique, qui ne veut que des sens et non de la raison pour observer, qui ne fait que nombrer combien de fois sur cent tel ou tel symptôme s'est montré, combien de guérisons sur cent par tel ou tel traitement, et de là déduit les moyennes. Médecine d'arithmétique qui a encore des partisans...

II

Depuis quelques années une nouvelle gloire resplendit au sein du docte corps enseignant. M. Trousseau s'est posé à l'Hôtel-Dieu avec de nouvelles doctrines, avec une thérapeutique nouvelle, et l'éloquent professeur, attirant à lui par les charmes de ses discours et l'originalité de ses enseignements, s'est vu bientôt entouré d'une nombreuse jeunesse qui lui demande le pain de la vérité médicale.

M. Trousseau professe le cours de clinique médicale de la Faculté depuis 1853. Il devient donc facile de coordonner les diverses parties de son enseignement et d'en former un corps de doctrine.

Son œuvre aura-t-elle plus de durée que celle de ses prédécesseurs ? On ne saurait dire. Mais ce qui est un gage de confiance, c'est que le célèbre professeur tente d'immenses efforts vers une régénération médicale; déjà il a adopté les idées fondamentales du plus hardi réformateur des temps modernes; de plus en plus il tend à s'appuyer sur les principes de cette grande révolution qui doit enfanter tant de progrès.

Si l'on examine l'ensemble du monument que M. Trousseau s'efforce d'édifier, on reconnaît, non sans surprise, qu'il rappelle, dans ses détails et dans son tout, celui qui a été fondé, il y a un demi-siècle, par le grand HAHNEMANN, le père de l'homœopathie. On y retrouve les mêmes bases, le même genre d'édification, les mêmes détails d'ornementation.

L'un évidemment a servi de modèle à l'autre.

C'est là ce que je veux démontrer, et la chose sera facile. Nous verrons que le célèbre clinicien de l'Hôtel-Dieu s'est emparé de la même loi fondamentale, de la loi de similitude, qu'il la proclame souvent dans son enseignement; nous montrerons, par des faits cliniques nombreux, que c'est elle qui le guide dans l'application des moyens thérapeutiques; puis nous nous arrêterons aux détails de doctrine, aux théories diverses qui respirent l'esprit hahnemannien; enfin nous terminerons en faisant remarquer qu'après avoir donné la sanction de sa haute autorité au dogme homœopathique, M. Trousseau a été jusqu'à proclamer sa foi en l'action curative des doses les plus minimes des médicaments.

III

Élève de M. Bretonneau, le professeur de clinique de la Faculté a continué et essayé de compléter l'œuvre naissante du vénérable médecin de Tours : le *spécificisme en pathologie et en thérapeutique*, voilà le drapeau arboré par cette nouvelle école.

Déjà, dans ses écrits, M. Trousseau avait proclamé cette doctrine d'une manière formelle.

Elle est exposée dans son *Traité de thérapeutique et de matière médicale*, fait en collaboration avec M. Pidoux. En effet, sur la couverture du livre, comme épigraphe, les auteurs ont répété ce fameux aphorisme d'Hippocrate : *Naturam morborum curationes ostendunt*.

C'est cette pensée qui a inspiré leurs recherches. « C'est par l'application et le développement de cette idée qu'il leur a été permis, disent-ils eux-mêmes (*Introd.*, p. cii), d'étendre le champ du diagnostic par la voix de la thérapeutique. »

Ils ont admis, en effet, la spécialité des maladies basées sur les différences des traitements et sur la spécificité d'action de ceux-ci.

On lit dans l'*Introduction*, même page :

« L'idée de la spécialité des médicaments, que M. Bretonneau avait appliquée à certains agents envisagés dans leurs rapports avec certaines affections, nous l'avons étendue à tous. Mais pour qu'il y eût en pathologie une idée correspondante, nous avons également transporté l'idée de la spécificité, l'idée de la diathèse des maladies *avec matière*, où elle avait été rétablie par Laënnec et M. Bretonneau, aux maladies *sans matière*, aux névroses, aux névralgies, aux fluxions, aux hémorrhagies, où elle n'avait pas encore pénétré. »

Et encore :

« L'idée de la spécialité domine donc la matière médicale comme elle domine la nosologie. » (*Introd.*, p. xx.)

Plus tard, dans ses leçons cliniques, dans ses discours académiques, le professeur a développé ces mêmes idées.

Or, cette doctrine du spécificisme, que M. Trousseau nous présente comme base de la thérapeutique, dérive évidemment de la doctrine homœopathique. C'est l'application de la *loi des semblables*, mais une application mal comprise, exagérée, poussée au delà des limites du vrai.

J'ouvre Jahr. (*Notions sur l'homœopathie.*) Cet auteur définit l'homœopathie : « L'art de guérir les maladies au moyen de spécifiques déterminés *à priori*. »

C'est qu'en effet l'usage de la loi des semblables conduit à l'emploi des médicaments spécifiques. Comment, par la méthode homœopathique, trouve-t-on le médicament propre à un cas morbide? Connaissant les effets purs des médicaments sur l'homme sain, le médecin, guidé par la loi du *simile*, choisit le remède dont l'action pathogénétique est le plus analogue avec les symptômes de la maladie à combattre. Ce médicament, de la sorte choisi, devient, pour ainsi dire, le spécifique du cas morbide ; c'est le plus propre à le guérir radicalement et promptement.

Mais il ne faut pas confondre le spécifique d'un cas morbide particulier avec le spécifique d'une espèce morbide. Pour les espèces morbides, l'homœopathie n'en a pas, car il n'en existe pas. Les rechercher, c'est rechercher la pierre philosophale. La méthode d'Hahnemann veut qu'on individualise le cas pathologique, qu'on détermine les indications particulières : ce sont elles qui seules peuvent faire choisir, dans une même maladie, tel médicament spécial préférablement à tel autre.

L'école *spécificiste* ne s'est pas tenue à ces sages préceptes ; elle a voulu *cpposer à la maladie pathologique la maladie médicamenteuse, et, par cette substitution,* détruire la première par la seconde. Elle a été trop loin, elle est tombée dans l'erreur.

Voilà comment M. Trousseau s'est emparé de cette partie de la doctrine d'Hahnemann. En l'interprétant, il l'a défigurée, il l'a travestie ; il a cherché à faire de cette magnifique loi des semblables une mesquine méthode de substitution.

En voulant y ajouter, y mettre du sien, il a poussé jusqu'à l'exagération outrée la portée de la réforme homœopathique.

Le grand clinicien de l'Hôtel-Dieu a voulu être plus homœopathe que les homœopathes eux-mêmes.

IV

L'homœopathie recherche les médicaments spéciaux pour chaque cas individuel de maladie, car elle sait bien que chaque maladie a une forme différente, une

allure différente, des complications diverses chez chaque individu. M. Trousseau recherche, lui, des médications spécifiques pour les espèces morbides, ce qui est
plus difficile, on pourrait dire impossible.

Pour trouver ses traitements, l'homœopathie a com-
mencé par faire une étude approfondie des effets purs
des substances médicamenteuses. Pour cela, elle a ob-
servé l'action spéciale de chacune d'elles sur l'organisme sain. Par des milliers d'expérimentations faites
sur l'homme en santé, elle s'est composé une matière
médicale qui sera plus tard mieux appréciée et de-
viendra l'un des plus beaux titres de gloire des premiers disciples d'Hahnemann.

Comment l'honorable professeur de la Faculté trouve-
t-il ses médicaments spécifiques? car, nous le verrons
plus loin, la science officielle lui doit déjà bon nombre
de médications nouvelles. Nous ne le savons. Pourrait-il
se faire que ce soient les heureux caprices du hasard,
les découvertes inattendues de l'empirisme ou de lumi-
neuses inspirations qui lui fassent trouver des trésors
inconnus?

Nous serions plutôt porté à croire que M. Trousseau,
qui connaît à fond la matière médicale hahnemannienne,
puise, probablement sans y penser, dans cette mine fé-
conde. Il le fait, mais c'est bien malgré lui, je suppose.
Que voulez-vous? Trop d'érudition gêne quelquefois :
vous pensez avoir trouvé quelque chose de nouveau, et
ce n'est qu'une réminiscence.

Cependant le savant professeur saisit bien souvent, et
il l'avoue quelquefois, le rapport de similitude qui existe
entre le médicament et la maladie. Ainsi, nous le voyons

confirmer le fait primordial qui a frappé l'attention d'Hahnemann, et qui a donné l'éveil à son génie, savoir : que le quinquina, médicament spécifique pour certains cas de fièvre intermittente, a la propriété de donner la fièvre à l'homme en santé. Seulement M. Trousseau, en approuvant et en citant la description de la *fièvre quinique* donnée par M. Bretonneau, lui fait honneur de cette découverte.

On lit dans le *Traité de thérapeutique et de matière médicale*, t. II, p. 336 :

« L'observation de chaque jour, dit M. Bretonneau, prouve que le quinquina donné à haute dose détermine chez un grand nombre de sujets, un mouvement fébrile très-marqué. Le caractère de cette fièvre et l'époque à laquelle elle se manifeste varient selon les individus. Le plus souvent, des tintements d'oreille, la surdité et une ivresse précèdent l'invasion de cette fièvre. Un léger frisson s'y joint, une chaleur sèche, accompagnée de céphalalgie, succède à ces premiers symptômes, s'éteint graduellement et se termine par de la moiteur. Loin de céder à de nouvelles et à de plus fortes doses de ce médicament, la fièvre causée par l'absorption du principe actif du quinquina ne manque pas d'être exaspérée. »

Dans un autre passage du même ouvrage, MM. Trousseau et Pidoux ont reconnu qu'un grand nombre de maladies se guérissaient par l'application des médicaments d'après la loi des semblables.

« *L'expérience a prouvé*, ont-ils écrit dans leur Traité, t. II, p. 70, art. Bell., *qu'une multitude de maladies étaient guéries par des agents thérapeutiques qui sem-*

*blent agir dans le même sens que la cause du mal auquel
on les oppose.* »

Peut-on demander plus qu'un pareil aveu? ne montre-t-il pas la valeur que l'on accorde à la loi des semblables?

V

J'ai hâte d'arriver aux faits pratiques. Il me tarde de faire voir l'application fréquente que fait M. Trousseau de la loi homœopathique au lit des malades.

Écoutons quelques leçons de clinique.

Depuis plusieurs années, ce professeur emploie le *calorique comme antiphlogistique* pour combattre les inflammations. Ainsi, il prescrit les compresses d'eau chaude sur la tête dans la fièvre cérébrale, les sachets de sable chaud à quarante degrés dans les céphalées accompagnées de congestion sanguine, encore ces mêmes sachets dans l'arthrite aiguë.

Dès 1853, M. Trousseau a exposé ses idées à ce sujet dans une leçon à l'occasion d'une jeune femme atteinte de métrorrhagie, suite d'avortement. Il avait ordonné le seigle ergoté, médicament homœopathique dans ce cas, et les injections d'eau chaude.

En recommandant les injections d'eau chaude pour arrêter les hémorrhagies utérines, M. Trousseau donne les raisons suivantes :

« Si l'on trempe ses mains pendant quelques minutes, l'une dans l'eau à 40°, l'autre dans l'eau à 0°, et qu'on les retire au bout d'un certain temps, on pourra constater qu'elles ont subi une réaction en sens opposé : celle qui

— 14 —

a été plongée dans l'eau froide est devenue chaude, le contraire ayant eu lieu pour celle qui a été plongée dans l'eau chaude. Il en est de même pour l'utérus, où l'hémorrhagie pourra être arrêtée pendant un certain espace de temps par l'application du froid, mais qui reparaîtra bientôt sous l'influence de réactions favorables à sa reproduction. Par l'application du calorique, on favorise bien, il est vrai, la congestion hémorrhagique ; mais au bout d'un certain temps cette excitation en vertu de laquelle se produit l'hémorrhagie diminue, et celle-ci cesse faute de mouvement fluxionnaire. » (*Gaz. des hôpit.*, 1853, p. 135.)

Dans une autre leçon, faite en 1856, sur l'impuissance, le professeur préconise les bains de siége chauds, ou des sachets de sable très-chaud sur les reins et le périnée, afin de combattre la congestion inflammatoire.

« Je ne connais pas, dit-il, *d'antiphlogistique plus énergique que le calorique* et d'*irritant plus sévère que le froid*. Lorsque le calorique est appliqué pendant quelque temps sur une partie du corps, il donne lieu à une réaction en sens inverse.

« De même, les bains de mer sont des moyens puissants pour porter la congestion vers la peau, et les bains chauds répétés ne sont que des agents susceptibles d'en éteindre la sensibilité exagérée. Les médecins spéciaux des affections cutanées attaquent un eczéma du visage par des douches chaudes répétées pendant deux mois. Ils mettent du calorique en contact avec la face.

« *L'action du calorique est coercitive, antiphlogistique ; l'action du froid est phlogistique et fluxionnaire.*

Le pâtissier, le boulanger et le cuisinier, qui passent plusieurs heures par jour devant des fours chauffés à 70°, ont-ils la figure rouge? Oui, lorsqu'ils sont en présence du feu; mais le matin et le soir, voyez-les comme ils sont pâles et blêmes. C'est qu'à la fluxion succède la défluxion. » (*Gaz. des hôpit.*, 1856, p. 226.)

Que direz-vous de ces idées, vous médecins qui pratiquez la médecine des contraires, qui appliquez le froid contre l'inflammation, la chaleur contre l'asthénie? Réfléchissez, et vous reconnaîtrez que ces idées sont justes. Vous y trouverez une nouvelle démonstration de la loi des semblables, une démonstration pratique, palpable.

Il nous est permis de croire que M. Trousseau, après avoir posé de si sages principes, les suit dans toute occasion. Il doit traiter homœopathiquement les inflammations, et en particulier les brûlures, non par les émollients et les adoucissants, mais par les irritants. Au reste, il ne ferait qu'imiter en cela quelques médecins célèbres qui, avant Hahnemann, avaient trouvé ce traitement homœopathique vraiment efficace. Fernel, Hunter, rappellent les graves inconvénients de l'eau froide dans les brûlures, et préfèrent de beaucoup la méthode d'approcher les parties du feu. Sydenham dit que les applications d'alcool sont préférables à tout autre moyen; B. Bell s'exprime de même.

Il serait d'accord avec un de ses collègues à la Faculté, avec M. Velpeau, qui emploie l'alcool concentré pour faire avorter les petits furoncles et arrêter les accidents inflammatoires qui les accompagnent. (Voir *Gaz. des hôpit.*, 1853, p. 386.)

VI

Le traitement d'une phlegmasie aiguë par un médicament irritant, ce n'est pas là une anomalie qui surprenne dans le service clinique du professeur de l'Hôtel-Dieu. Le fait est assez fréquent ; nous pourrions en citer bien des exemples. En voici un qui est remarquable :

« La phlegmasie de l'intestin, caractérisée par une diarrhée rebelle, amène souvent, dit M. Trousseau (*Gaz. des hôpit.*, 1858, p. 218), une hypertrophie du foie par le mouvement congestif qu'elle occasionne dans cet appareil, par l'activité qu'elle lui imprime.

« Le premier moyen à employer contre les accidents aigus, la diarrhée et l'affection hépatique, ce sont les *mercuriaux*. Les mercuriaux ont, en effet, une action *spéciale* sur la sécrétion hépatique, et ce fait n'échappe à personne de ceux qui ont l'habitude d'administrer ces médicaments. Personne n'ignore l'action du calomel sur les garde-robes, qui, sous son influence, se colorent d'une manière si caractéristique.

« Quelle est cette action ? Je ne saurais dire. Est-ce une irritation ? Je l'ignore encore ; mais à coup sûr l'irritation pathologique que l'on veut combattre par les mercuriaux n'en est pas exagérée, elle diminue au contraire. La sécrétion biliaire est modifiée, et le calomel agit encore plus énergiquement dans les maladies du foie que dans la pleurésie.

« Mais, ajoute-t-il, il faut le donner à très-petites doses, 25 milligrammes en dix paquets ; sans quoi il aggraverait violemment la maladie et déterminerait de sérieux accidents. »

Les trois principes fondamentaux de l'homœopathie sont reconnus et mis en pratique dans cette remarquable leçon. M. Trousseau s'est attaché à saisir l'action spéciale des mercuriaux : il nous dit qu'ils exercent une irritation sur le foie et l'intestin en augmentant les sécrétions de ces organes. Il a fait l'application de la loi des semblables : la substance déterminant une irritation sur une partie des voies digestives est employée. pour en guérir l'inflammation. Enfin il recommande de très-petites doses de médicament.

Les médecins homœopathes ne peuvent faire autrement ; ils donnent le mercure doux dans les mêmes conditions. Jahr le conseille et le trouve souvent indiqué dans l'hépatite, dans l'ictère, dans les affections gastrico-muqueuses et bilieuses avec diarrhée, dans l'entérite aiguë.

Et cela, d'après les effets pathogénétiques sur l'homme en santé, qui sont :

« Couleur jaune de la peau avec transpiration qui colore le linge en jaune. — Sensibilité douloureuse de la région hépatique avec douleurs lancinantes, brûlantes, augmentées par tout mouvement du corps et des parties affectées. — Gonflement et dureté du foie. — Ictère complet. — Ventre dur et ballonné avec endolorissement au toucher. — Coliques violentes, selles diarrhéiques et dyssentériques avec coliques et besoin pressant d'expulser les matières, ténesme et brûlement à l'anus. — Selles muqueuses ou bilieuses, ou putrides, de couleur verdâtre ou jaunâtre. » (Jahr, *Manuel de médecine homœopathique*, 6ᵉ édit., Iʳᵉ partie, p. 473.)

— Dans une autre maladie éminemment inflammatoire et des plus graves, dans la péritonite, le célèbre professeur de l'Hôtel-Dieu vante encore le calomel à doses fractionnées (0,025). Ce traitement est souvent indiqué par la loi de similitude, et le médecin homœopathe l'emploie lorsqu'il y a les indications suivantes, répondant aux effets propres de la substance thérapeutique :

« Nausées et envie de vomir excessives, avec douleurs incisives et pressives dans l'estomac, le ventre ; vomissements de matières muqueuses amères ou de bile ; ventre dur, ballonné, avec endolorissement au toucher ; diarrhée, etc., etc. » (Jahr, *loc. cit.*, p. 473.)

— Mais une médication qui rend de grands services dans la péritonite, c'est la belladone, que la loi des semblables fait employer dans les cas suivants :

« Ballonnement, météorisme du ventre, avec coliques violentes, spasmodiques, sensibilité du ventre au toucher. — Frissons dans quelques parties avec chaleur simultanée dans d'autres ; chaleur ardente à la tête, au visage, avec face et yeux rouges, céphalalgie, avec battement des carotides, langue sèche, rouge, soif, dysphagie, délire, constipation ou selles diarrhéiques muqueuses. » (Jahr, *loc. cit.*, IIᵉ partie, p. 671.)

M. Trousseau ordonne aussi la belladone et la préconise hautement dans la péritonite. Je trouve, *Gazette des hôpitaux*, 1855, p. 185, une leçon de clinique où est rapportée l'observation d'une jeune fille atteinte de péritonite aiguë guérie par l'application de cette plante en topique sur le ventre.

Comme la dose du médicament employé était trop forte, elle a occasionné une rétention d'urine. Le clinicien de l'Hôtel-Dieu a vu là se confirmer un fait depuis longtemps consigné dans la matière médicale hahnemannienne : la paralysie de la vessie par l'action de la belladone.

Jahr signale, en effet, ce résultat pathogénétique, Ire partie, p. 122, *Paralysie du col de la vessie.*

M. Trousseau, qui semble l'ignorer, attribue la découverte de cette propriété de la belladone à un médecin de l'Algérie.

VII

Continuons. Nous verrons toujours que les médications nouvelles inventées par l'éminent professeur de la Faculté ont toutes le cachet hahnemannien.

Voici le traitement du catarrhe intestinal institué par M. Trousseau :

« S'il y a nausées, vomissements, état saburral des premières voies, il faut recourir à l'ipécacuanha.

« Si l'embarras gastrique n'existe pas, le remède par excellence, on ne saurait trop le répéter, est le sulfate de soude.

« Dans les diarrhées rebelles, l'arsénite de potasse fait merveille. » (*Gaz. des hôpit.*, 1855, p. 304.)

Il est rapporté à l'appui de cette dernière médication l'observation d'une jeune nourrice qui avait une diarrhée très-rebelle et qui fut guérie en deux jours par une toute petite dose d'arsénite de potasse.

Je ne parle pas du sulfate de soude, purgatif que M. Trousseau emploie pour guérir la diarrhée. Mais je revendique, comme homœopathique, l'ipéca ainsi que l'arsénite de potasse, et cela, à cause de leurs effets pathogénétiques suivants :

Ipéca. « Langue chargée d'un enduit blanc ou jaunâtre; — goût fade ou pâteux ou amer ; — grande répugnance ou dégoût pour les aliments; — nausées, vomissements de boissons et des aliments ingérés, ou bien de matières bilieuses, verdâtres; — selles diarrhéiques, verdâtres ou jaune-citron, ou bilieuses ou muqueuses. (Jahr, Ire partie, p. 381.)

Arsenic. « Nausées fréquentes, vomissements des aliments, des boissons; — diarrhées violentes avec selles fréquentes, coliques, brûlement dans le ventre; — selles muqueuses ou séreuses, brûlantes et corrosives; — renouvellement de la diarrhée après avoir bu ou mangé. » (Jahr, *loc. cit.*, p. 86.)

— Pour combattre les vomissements incoercibles de la grossesse, M. Trousseau se sert également de médicaments homœopathiques.

C'est quelquefois la belladone appliquée en topique sur l'estomac.

« Quand ce moyen échoue, dit le professeur, je n'hésite pas à recourir à un moyen qui a été déjà préconisé d'ailleurs, et qui rappelle assez bien l'un des principes de la doctrine homœopathique, c'est l'usage des vomitifs. On a vu ces *vomissements incoercibles* céder sous l'influence de l'administration d'un ou plusieurs *vomitifs.* » (*Gaz. des hôpit.*, 1853, p. 368).

Dans cette occasion, le célèbre clinicien est plein de

bon vouloir : il avoue la source où il a puisé. Nous l'en félicitons.

— Pour en finir avec les traitements mis en usage contre les affections gastro-intestinales, il nous reste à examiner ceux qui sont conseillés dans les dyspepsies.

M. Trousseau a fait quelques belles leçons sur ce sujet. On remarque que, s'étant inspiré probablement de l'esprit hahnemannien, le professeur a individualisé les cas différents de gastroses et a appliqué le traitement selon les diverses indications. Écoutons :

« De même que l'ophthalmie chronique, le coryza chronique se traite par les agents substituteurs, de même, dans les maladies de l'estomac, les modificateurs peuvent être mis en usage. Si la phlegmasie est sub-aiguë, les vomitifs sont les agents les plus puissants de la médication substitutive : ipéca, tartre stibié, veratrum : vous substituez à la phlegmasie de la membrane muqueuse gastrique une autre phlegmasie, mais cette dernière est plus aiguë, plus passagère et cède spontanément. » (*Gaz. des hôpit.*, 1858, p. 50.)

Voilà une excellente manière de pratiquer et de professer l'homœopathie sans qu'on ait rien à reprendre. C'est, à vrai dire, une ingénieuse invention. Au lieu de loi des semblables, parlez de substitution, et tout est pour le mieux dans le meilleur des mondes. Vous pouvez employer un médicament qui ait une action propre analogue aux symptômes de la maladie, mais gardez-vous de reconnaître le rapport de similitude entre le cas morbide et l'agent thérapeutique. Avec un peu d'esprit, on se tire d'embarras : on invente un mot, une explication, ainsi que nous le remarquons encore dans le passage suivant :

« La noix vomique est ordonnée par le savant professeur dans les dyspepsies pour rétablir l'activité des fonctions digestives, surtout lorsqu'il y a constipation. »

Elle n'agit plus par substitution, c'est une autre explication.

« Elle excite la contractibilité des fibres musculaires de l'appareil digestif. »

Croyez-le, si vous voulez, mais M. Trousseau affirme que c'est pour cela qu'elle fait mieux digérer.

Eh bien, là encore, il suffit d'ouvrir les yeux et de regarder. La noix vomique est le médicament par excellence employé par l'homœopathie dans un grand nombre de cas de dyspepsie, surtout lorsqu'il y a :

« Douleurs contractives, crampoïdes à l'estomac, aggravation des douleurs après le repas, par le café, ainsi que la nuit, vers le matin; — nausées, vomissements, accumulation d'eau dans la bouche, flatulence, borborygmes fréquents, constipation ; — humeur hypocondriaque, etc. » (Jahr, *loc. cit.*, Iʳᵉ part., p. 524.)

Une malade est venue dernièrement, de Lille à l'Hôtel-Dieu, pour se faire traiter d'une tympanite hystérique avec constipation, présentant tous les symptômes sus-énoncés. M. Trousseau lui a donné la noix vomique. (*Gaz. des hôpit.*, 1859, p. 36.) La loi des semblables n'était-elle pas encore bien appliquée dans ce cas ?

Dans la dyspepsie avec diarrhée, on doit, selon M. Trousseau, employer la belladone.

« Le fait, dit le professeur, vous semblera peut-être

en opposition avec ce que vous savez de ce médicament qui, dans les circonstances ordinaires, produit un effet opposé à celui que vous voulez obtenir (car dans une autre occasion, M. Trousseau l'a ordonné dans la constipation), déterminant, comme toutes les solanées, le relâchement du ventre... Mais ce serait un tort qu'on en négligerait l'emploi dans les diarrhées dépendant d'une excitabilité exagérée de la fibre musculaire stomacale. » (*Gaz. des hôpit.*, 1858, p. 50.)

Ainsi, la belladone détermine chez l'homme sain des douleurs gastralgiques accompagnées de diarrhée, comme le constate la matière médicale pure d'Hahnemann. Donnez la belladone dans ces cas, professe M. Trousseau.

Dans les dyspepsies avec sécrétion trop abondante d'acides, le célèbre clinicien se trouve très-bien, dit-il (*Gaz. des hôpit.*, *loc. cit.*), de l'emploi des acides, surtout de l'acide chlorhydrique, de une à trois gouttes dans un verre d'eau après le repas. Il cite quelques observations de guérisons remarquables par ce moyen homœopathique.

On connaît les bons effets des alcalins dans certains cas de dyspepsies avec éructations acides. M. Trousseau donne de leur action une explication que l'on n'est pas habitué d'entendre dans l'École de Paris :

« Les alcalins et les eaux minérales alcalines de Vichy, de Contrexeville, de Carlsbad, de Vals, n'agissent pas *chimiquement* pour neutraliser les acides, — mais *leur action est toute vitale.* — Ce sont des modificateurs puissants qui impriment à l'économie une modalité en vertu de laquelle les sécrétions cessent d'être trop acides. » (*Gaz. des hôpit.*, 1858, p. 78.)

Poursuivant ses considérations sur la médication alcaline, l'honorable professeur proclame une fois de plus, et haut et clair, l'efficacité des médicaments employés d'après la loi des semblables :

« Chez les individus, ayant eu de longues et opiniâtres fièvres intermittentes, qui sont anémiques, ont des engorgements viscéraux, spléniques, hépatiques, qui sont atteints de cachexie, la médication thermale alcaline produit de rapides guérisons.

« Est-il cependant quelque chose de plus anormal et de plus contraire aux théories chimiques que de *donner aux individus dont le sang est dans un tel état de dissolution que souvent il occasionne des hydropisies, le médicament regardé comme le dissolvant par excellence du sang?* Les bons effets des eaux bi-carbonatées sont, vous le voyez, en contradiction flagrante avec ce que les chimistes ont prétendu établir relativement à l'action des alcalins. Tenez-vous en garde contre la chimiâtrie; dans ses applications à la thérapeutique, elle conduit à l'erreur. » (*Gaz. des hôpit.*, 1852, p. 78.)

Oui, savant maître, comme vous, nous déplorons le tort immense que la chimiâtrie a fait à la thérapeutique et aux autres sciences médicales. Cela vient, vous le savez, de ce que la philosophie de l'École s'est faite matérialiste. Le corps ayant été considéré comme une machine ingénieusement arrangée, on a cherché à expliquer toutes les fonctions physiologiques, tous les phénomènes pathologiques, toutes les actions thérapeutiques par les lois de la mécanique, de la physique, de la chimie. De la vie, on ne s'en occupait guère. Heureusement, nous revenons à de meilleures idées, et vous vous en faites le vaillant champion. Grâces vous en soient rendues !

Mais, honoré professeur, permettez-moi de vous faire observer que l'action curative des alcalins dans les affections cachectiques condamne, non-seulement la théorie des chimistes, mais encore la médecine des contraires : l'une comme l'autre conduit facilement à l'erreur.

VIII

— Les convulsions, les spasmes épileptiformes, l'épilepsie elle-même, sont traités par M. Trousseau au moyen de la belladone. Il donne pendant un mois 1 centigramme de poudre de belladone par jour, 2 centigrammes le second mois. La clinique du professeur a fourni plusieurs cas de guérison. (*Gaz. des hôpit.*, 1858, p. 70.) M. Blondeau, un des élèves distingués du service, rapporte aussi une guérison obtenue par cette méthode thérapeutique.

Il est facile de constater que cette médication ne doit son efficacité qu'à l'application de la loi des semblables.

Voici les symptômes pathogénétiques de la belladone :

« Crampes, spasmes et mouvements convulsifs et contorsion violente des membres. — Accès de convulsion, avec cris et perte de connaissance, convulsions épileptiques. — Accès d'immobilité et de roideur spasmodique du corps et de quelques membres, quelquefois avec insensibilité, gonflement des veines, bouffissure et

rougeur du visage, battement des carotides, » etc.
(Jahr, *loc. cit.*, Ire partie, p. 115.)

— Autre traitement homœopathique.

Le professeur de la Faculté a institué le traitement
de la chorée, ou danse de Saint-Guy, par la strychnine.
Il emploie ce médicament à petites doses, jusqu'à ce qu'il
survienne de la roideur dans les mâchoires et des secousses dans les membres, ce qui lui indique que l'action
thérapeutique est suffisante.

Or, tous les médecins connaissent les effets pathogénétiques de la strychnine; son action élective sur le
système nerveux, et de là sur le système musculaire, les
secousses tétaniques, les mouvements convulsifs qu'elle
produit, phénomènes analogues aux symptômes de la
chorée.

— Le traitement des hémorrhagies par le quinquina
peut aussi être revendiqué par l'école d'Hahnemann.

En parlant des bons effets de la belladone contre la
coqueluche (encore une rencontre homœopathique), le
savant clinicien préconise le quinquina contre les
hémorrhagies nasales qui compliquent quelquefois la
coqueluche.

« Le quinquina, dit-il, a la propriété d'agir sur les
hémorrhagies nasales ou utérines, comme prophylactique et comme agent curatif. — N'allez pas croire que
cette propriété du quinquina soit due à la faible dose de
tannin qu'il contient ; car, si vous donnez du cachou
qui en renferme également, vous ne modérez, vous ne
guérissez quoi que ce soit ; mais il y a, paraît-il, quelque
chose dans l'écorce du quinquina que nous ne connais-
sons pas très-bien. » (*Gaz. des hôpit.*, 1857, p. 3.)

Ce qu'il y a dans le quinquina, — les médecins homœopathes le connaissent bien, — c'est une action
spéciale sur le *molimen hemorrhagicum.* Le quinquina
a la propriété de produire sur l'homme en santé des
épistaxis abondantes, des métrorrhagies utérines. Donc
il doit les guérir : *Similia similibus.*

— A propos de traitement des hémorrhagies, je dois
en signaler un nouveau. Il paraît que la manière de
faire de M. Trousseau gagne, gagne peu à peu. Un de
ses collègues des hôpitaux, M. Beau, vient d'utiliser les
propriétés emménagogues bien connues de la rue et de
la sabine. Et pourquoi? Pour arrêter précisément les
pertes utérines. Il prescrit la sabine ou la rue à petites
doses, 5 centigrammes de poudre, pour combattre les
hémorrhagies, suites d'avortement. Le succès, là encore,
a confirmé la loi des semblables.

« Il faut admettre de toute nécessité, dit la *France
médicale et pharmaceutique* (5 janvier 1856), qui publie
ces observations, une action élective de la sabine et de
la rue sur l'utérus, une sorte d'action homœopathique. »

M. Beau fait bien : il s'empare de tout, loi de similitude et posologie.

— Quelques mots encore. C'est du traitement de
l'asthme que je veux parler. M. Trousseau recommande,
comme d'autres pathologistes, les solanées vireuses, le
datura stramonium, la belladone, pour combattre les
accès. Mais, chose à remarquer, il a voulu faire plus :
il a institué un traitement curatif. Le voici :

Chaque mois, pendant les dix premiers jours, chaque
soir, une dose de belladone ; pendant les dix autres,

une cuillerée de sirop de térébenthine ; les dix jours suivants, fumigations arsenicales.

« Depuis quinze ans que j'emploie ce traitement, ajoute en terminant M. Trousseau, j'ai eu à m'en applaudir chez un bon nombre de malades. » (*Gaz. des hôpit.*, 1858, p. 477.)

Il n'y a pas lieu d'en être étonné, car la belladone et l'arsenic sont les médicaments employés souvent par l'homœopathie pour guérir cette affection ; ils donnent de beaux résultats.

IX

— Voilà assez de faits pratiques qui démontrent à l'évidence les emprunts fréquents, emprunts tantôt cachés, tantôt avoués, faits à la méthode homœopathique. C'est ainsi de presque toutes les médications nouvelles préconisées par M. Trousseau.

Pourquoi donc, illustre maître, afin d'autoriser l'emploi de tel ou tel médicament, chercher des explications plus ou moins ingénieuses, des hypothèses plus ou moins hasardées ? Pourquoi, dans d'autres cas, vous enfermant dans un trop modeste horizon, vous écrier : je ne sais ? Oui, oui, vous savez ; vous avez vu briller l'astre nouveau qui doit illuminer le chaos de la thérapeutique actuelle ; vous avez reconnu la loi des semblables proclamée par le grand réformateur allemand.

Que faire maintenant ?... Arborer hardiment l'étendard de la réforme thérapeutique. N'ayez pas de crainte, il sera salué par une foule enthousiaste, fière de marcher avec vous. Eh quoi ? Ne connaissez-vous pas le

malaise immense qui travaille le corps médical ? N'en-
tendez-vous pas de tous côtés ces plaintes du décourage-
ment, ces cris de détresse, ces blasphèmes du doute et
du scepticisme, ces angoisses du désespoir ? Ne voyez-
vous pas cette confusion, ce désordre, ce chaos qui en-
combrent toutes les voies de l'art de guérir ? Les chefs
eux-mêmes sont tombés, découragés à l'œuvre. Ici,
c'est M. Malgaigne qui lance de la tribune académique
cette triste vérité : « *Absence de doctrines scientifiques,
absence de principes dans l'art, empirisme partout,
voilà l'état de la médecine.* » (Séance du 8 janvier 1856.)
Là, M. Bouchardat, qui écrit : « *La science n'est pas
faite ; elle est pour ainsi dire toute à édifier.* » (Manuel,
p. 3, 1856.) Ailleurs, M. A. Latour, qui trace ces lignes
dans l'*Union médicale* (4 janvier 1854) : «La thérapeutique reste stationnaire, nous arrivons à posséder toutes
les sciences, *excepté celle qui apprend à guérir les malades.* » Et encore un autre professeur qui ouvre son
cours en disant : « Depuis deux mille ans, la thérapeutique n'a fait aucun pas, elle n'est pas même à l'état
d'embryon, elle ne contient aucun germe de vie, et
*tant qu'une nouvelle thérapeutique basée sur d'autres
fondements ne l'aura pas remplacée, elle restera enfouie
dans ses langes.*

En avant donc. L'heure de la régénération est venue.
La réforme ! la réforme ! Ne vaudrait-il pas mieux
franchir d'un pas ferme et décidé la barrière qui sépare
le champ de l'ancienne thérapeutique, ce champ aride,
stérile, dévasté, pour entrer dans les plaines luxuriantes
du nouvel Éden, où de riches et plantureuses moissons
peuvent être recueillies ? Maître, vous prenez ici pour

porter là ; mais les semences que vous jetez ne produiront rien, l'ivraie les étouffera. Travail vain ! efforts inutiles ! Venez plutôt vous mettre à l'œuvre avec nous ; de suite vous serez par votre génie, votre érudition, votre haute position, à la tête du glorieux mouvement ; vous nous dirigerez vers le progrès.

X

Nous n'avons vu l'enseignement de M. Trousseau que sous une face. Nous devons montrer que l'habile professeur a adoptée, non-seulement la partie pratique, mais aussi la partie théorique de la réforme hahnemannienne.

On sait toute l'importance que le fondateur de l'homœopathie a attaché aux maladies de la peau, qu'il enveloppe presqu'en entier sous le nom générique de *psore.*

1° Hahnemann regarde la diathèse psorique ou dartreuse comme la cause la plus fréquente des maladies chroniques.

2° Il signale le danger de la rétrocession brusque des éruptions cutanées, soit que cette rétrocession ait été occasionnée par un traitement mal dirigé ou qu'elle se soit opérée d'une manière spontanée.

3° Il montre que souvent la diathèse, changeant de place dans ses manifestations, se rejette de la peau sur un organe interne et donne naissance à une maladie chronique, — angine, catarrhe, gastrose, entérite, leucorrhée, asthme, goutte, gravelle, maladies cérébrales, affections organiques, dégénérescences.

4° Selon lui, ce n'est qu'en s'attaquant à la diathèse psoïque que le traitement de ces affections chroniques, de cette psore interne, sera efficace et vraiment curatif ; de là, la nécessité d'employer des traitements généraux ; il regarde le soufre comme le remède par excellence dans ce cas (1).

Voilà quelques idées générales d'Hahnemann que M. Trousseau a trouvées justes, puisqu'il les a complétement adoptées et qu'il les a développées d'une manière vraiment remarquable dans une lumineuse leçon clinique (*Gaz. des hôpit.*, 1857, p. 550), où il est question *des exanthèmes cutanés et des exanthèmes des membranes muqueuses.*

Il est toutefois regrettable que l'honorable professeur n'ait pas rendu hommage à l'auteur de ces larges conceptions.

Je laisse la parole à M. Trousseau :

« De même que la diathèse herpétique, la diathèse syphilitique, la diathèse strumeuse se manifestent par des lésions cutanées ; de même ces diathèses se traduisent par des lésions des membranes muqueuses.

« Pour la diathèse syphilitique, c'est chose parfaitement connue, il serait superflu d'y insister ici. Pour la diathèse dartreuse, ne voit-on pas tous les jours l'affection se manifester de la manière la plus évidente vers les organes internes ; d'abord sur ceux qui sont les plus voisins de la peau, comme pour montrer la transition et faire voir que ce qui se produira plus tard sur les organes les plus profonds a absolument la même

(1) Voyez *Doctrine et traitement homœopathique des maladies chroniques,* tome I, *passim,* p. 10 à 120.

cause et la même origine. Ne voyez-vous pas tous les
jours des dartreux présentant un eczéma de la lèvre et
de l'orifice du nez, avoir plus tard un coryza chronique
ou un ozène qui en sera la conséquence, et qui n'est
évidemment autre chose que l'eczéma porté dans toutes
les anfractuosités des fosses nasales ; après le coryza
peut venir une angine qui prend le caractère granu-
leux, et qui, évidemment, est une angine herpétique.

« Or, lorsque vous voyez les fosses nasales, la gorge,
la membrane muqueuse du vagin se prendre d'une affection herpétique et que vous ne doutez pas de sa nature,
pourquoi douteriez-vous, si le vagin se prend, que
l'utérus peut se prendre de même ? Ces femmes qui
portent ces catarrhes utérins que rien ne peut débar-
rasser, sont prises de dartres utérines ou d'un eczéma
chronique de l'utérus, comme d'autres l'ont à la peau.
Et du moment que vous l'admettez pour l'utérus, pourquoi vous refuseriez-vous à reconnaître des manifestations semblables dans les organes profonds, dans les
bronches, par exemple, ou dans la membrane muqueuse
gastro-intestinale ? Pourquoi ne pas voir que c'est toujours la même manifestation, que c'est l'émonction diathésique qui, au lieu de se faire à la peau, se fait sur
la membrane muqueuse, seulement en se traduisant
par des troubles fonctionnels inhérents à l'organe
atteint ?

« Combien de fois ne voit-on pas un sujet herpétique,
cessant d'avoir cette affection du côté de la peau, pré-
senter bientôt des désordres de l'estomac, des intestins,
des bronches, une dyspepsie, une diarrhée ou une bron-
chite chronique ?...

« Nous avons donc dans les organes intérieurs des accidents diathésiques et des manifestations exanthémateuses d'une nature particulière, comme celles que l'on voit sur la peau ; cela ne saurait être douteux. » — (*Gaz. des hôpit.*, 1857, p. 550.)

Rien ne manquera. M. Trousseau adopte tout, jusqu'au traitement qui est le même que celui du fondateur de l'homœopathie. Laissons-le poursuivre :

« Eh bien ! c'est là un fait de la plus haute importance et qui conduit à des applications thérapeutiques d'un usage journalier. Que de fois des affections herpétiques ont amené de graves désordres du côté de la poitrine ! Que de fois les eaux minérales sulfureuses, si puissantes dans le traitement des catarrhes bronchiques, des catarrhes utérins, ne guérissent ces affections que parce qu'elles s'adressent à la diathèse herpétique ! Vous en voyez à Cauterets, à Bagnères, à Luchon, à Aix-la-Chapelle, à Enghien, des malades atteints de catarrhes chroniques. Vous voulez toujours ne voir là que des catarrhes, sans vous occuper de la cause ; informez-vous, et vous apprendrez que le plus souvent ces malades ont eu dans leur jeunesse, ou même pendant une grande partie de leur vie, des manifestations herpétiques graves. Ils vous disent que lorsque ces manifestations herpétiques se reproduisent sur la peau, ils n'ont plus rien du côté des organes internes. » (*Gaz. des hôpit.*, 1857, p. 551.)

M. Trousseau reconnaît aussi avec Hahnemann que la maladie psorique interne ou la diathèse peut exister dans l'économie sans se manifester. Elle est en puissance dans l'organisme ; elle sommeille et se réveillera au bout d'un temps plus ou moins long. Je cite les paroles du professeur de la Faculté :

« Un sujet dartreux n'a pas de dartre aujourd'hui nécessairement ; un sujet scrofuleux n'a pas de scrofules ; la diathèse dartreuse ou la diathèse scrofuleuse est en puissance ; elle ne se manifestera que dans un, cinq, dix, vingt, quarante ans, mais elle n'en existe pas moins au sein de l'économie : si bien qu'un sujet né de parents dartreux, empreint de la constitution dartreuse, c'est-à-dire portant la ressemblance organique de ses parents, comme il en porte la ressemblance physique, n'aura de manifestations extérieures de la diathèse originelle qu'à dix, quinze, vingt, quarante ans. » (*Gaz. des hôpit.*, 1858, p. 550.)

Peut-on entrer mieux dans la pensée d'Hahnemann ? Ne semble-t-il pas que ce soit le grand réformateur lui-même qui parle ?

Cette vérité reconnue, il en découle d'importantes déductions pour la pratique. Elle prouve que l'on peut et que l'on doit chercher à déraciner le germe des diathèses originelles données avec le sang par des parents infectés. Il faut traiter avant qu'il y ait manifestation évidente. De là, la nécessité du traitement prophylactique des affections diathésiques. Le soufre guérit la diathèse herpétique, il est rationnel de l'employer comme prophylactique pour empêcher le mal de se produire.

Il y a déjà quelques années que l'homœopathie a proclamé cette bienfaisante doctrine, qu'elle a indiqué cette admirable voie d'amélioration et de régénération pour la race humaine. M. le docteur Gastier a publié un livre excellent sur le traitement prophylactique des maladies diathésiques. M. Trousseau doit fortement appuyer cette publication, car elle rentre complétement dans ses idées.

— Hahnemann a avancé que quand la psore était en puissance, quand elle sommeillait au sein de l'organisme, s'il survenait une maladie quelconque, elle se manifestait alors, en venant compliquer et dominer l'affection morbide elle-même. (*Doctrine et traitement des maladies chroniques*, p. 71, 72.)

Écoutons M. Trousseau, dans une leçon intitulée : *Des éléments morbides et des complications dans les maladies :*

« Il faut prendre l'habitude de bien reconnaître les éléments d'une maladie, si l'on veut combattre avec succès ses complications. Éléments et complications sont deux choses très-différentes. Voici par exemple une maladie traversée dans son cours par des accidents quelconques ; ils agiront sur elle comme complications, mais ils n'en changeront nullement la nature. Qu'un élément morbide vienne au contraire à se manifester, non-seulement il compliquera la maladie, mais encore il la dominera.

« Un individu est sous l'empire d'une diathèse herpétique, il est dartreux, il n'a pas de dartre aujourd'hui ; mais qu'il prenne froid, qu'il contracte une angine, et aussitôt l'élément herpétique pourra entrer en action, dominer la scène pathologique et donner naissance à une angine dartreuse.

« Chez le goutteux, l'expression diathésique surviendra à propos d'un léger effort qui aura porté sur une articulation. Le premier venu eût été quitte pour une entorse, mais ici cette entorse, compliquée de l'élément goutteux *in actu*, sert de prétexte à un accès de goutte qui se localisera vers l'articulation endolorie.

« Un individu est né de parents scrofuleux. Rien n'indique chez lui la scrofule. Il a un rhumatisme articulaire qui dégénère en tumeur blanche. » (*Gaz. des hôpit.*, 1856, p. 220.)

Dans ces circonstances, on comprend que c'est à l'élément diathésique qu'il faut s'attaquer pour obtenir la guérison ; il faut recourir à un traitement général. C'est ce qu'Hahnemann a prescrit formellement ; c'est ce que le professeur de la Faculté a aussi exprimé dans ces termes :

« Or, lorsque nos moyens thérapeutiques peuvent lutter contre l'expression de la diathèse, qui si souvent se jette à la traverse d'une affection aiguë ou chronique, ils détruisent la complication. »

XI

Un dernier trait de ressemblance entre les idées professées à l'Hôtel-Dieu et celles d'Hahnemann : c'est le précepte de s'abstenir des émissions sanguines dans l'apoplexie, comme nuisibles.

Nous lisons, *Gazette des hôpitaux*, 1857, p. 332 :

« En général, M. Trousseau ne fait rien dans l'apoplexie. Il ne fait rien, parce qu'il regarde les hémorrhagies cérébrales comme un fait accompli dès le moment où l'on est appelé à les constater, et qu'il ne voit pas quelle est la médication qui pourrait être utile, lorsqu'il existe un noyau hémorrhagique dans un coin du cerveau. Il se demande ce que peuvent faire en présence d'un corps étranger, d'un caillot, la *saignée*, les *purgatifs*, les *ventouses ?*

« Au lieu de saigner un homme qui vient de tomber d'apoplexie, de le tenir au lit, à la diète, M. Trousseau le fait asseoir, le fait manger et s'abstient de toute médication active. Depuis qu'il a adopté cette manière d'agir, il est convaincu que ses malades se guérissent mieux et plus vite que lorsqu'il les saignait, les médicamentait et les maintenait couchés. »

Le professeur parle ensuite des dangers de la saignée et cite des faits remarquables où la saignée a déterminé brusquement une apoplexie qui n'était qu'imminente.

Le danger des saignées dans l'apoplexie, leur influence fâcheuse avaient déjà été signalés par d'autres professeurs de la Faculté. Ainsi, M. Cruveilhier, dans le *Dictionnaire de médecine et de chirurgie pratiques*, p. 259, a écrit :

« J'ai vu beaucoup d'attaques d'apoplexie sur lesquelles les saignées n'ont eu aucune espèce d'influence... Il semblait même que *souvent le mal croissait en proportion de la saignée*. »

Et M. Andral, dans sa *Clinique médicale*, t. IV, p. 499 :

« Quelquefois, sous l'influence de la saignée, les simples signes de congestion cérébrale se transforment en ceux d'une attaque d'apoplexie. »

Ce qui a fait dire à MM. Ch. Robin et Béraud :
« qu'on était menacé d'apoplexie par une forte saignée.»

Dans l'état actuel de la science officielle de l'enseignement, ce n'est pas seulement dans l'apoplexie qu'on s'abstient de la saignée comme nuisible, c'est aussi dans les maladies inflammatoires, dans les phlegmasies les plus franches.

On sait qu'Hahnemann, il y a plus d'un demi-siècle, a proscrit la saignée de la thérapeutique ; on sait que les médecins homœopathes ne saignent presque jamais.

Eh bien ! maintenant seulement les professeurs de l'École commencent à leur donner raison. Depuis les travaux de MM. Andral, Gavarret, Becquerel, Rodier, on ne regarde plus les inflammations comme le résultat de la richesse du sang ou de la plasticité du sang. C'est tout le contraire ; on est arrivé à adopter ces idées :

« Que les phlegmasies ne sévissaient que chez les individus affaiblis ;

« Qu'un certain degré de faiblesse ou d'anémie globulaire était une cause prédisposante de phlegmasie ;

« Qu'à mesure que les individus s'affaiblissaient et perdaient du sang, on voyait croître chez eux la disposition aux inflammations ;

« Que, par conséquent, les saignées étaient nuisibles dans les phlegmasies, qu'elles empêchaient ou retardaient la guérison ;

« Qu'on obtenait beaucoup plus de guérisons dans les phlegmasies en s'abstenant des émissions sanguines. »

On trouvera ces idées nouvelles parfaitement développées dans une récente leçon clinique de M. Beau, faite à l'hôpital de la Charité. (*Gazette des Hôpitaux*, 1859, 6 septembre.)

XII

Il nous reste encore un point de pratique médicale à examiner ; il est relatif à l'emploi des petites doses de médicaments.

Nous avons eu dernièrement la bonne fortune de connaître la pensée de M. Trousseau sur ce sujet important.

C'était dans une séance remarquable de l'Académie de médecine, la séance du 26 avril 1859. Les princes de la science s'occupaient d'un travail de M. le docteur Labourdette, qui avait pour objet de démontrer l'avantage de l'usage thérapeutique du lait d'animaux, chargé de médicaments par assimilation digestive. M. Labourdette a voulu, lui aussi, prendre quelque chose à la pratique hahnemannienne : son mode doux, agréable de médication par l'emploi des petites doses médicamenteuses. Au lieu de diluer le médicament dans l'eau ou l'alcool, M. Labourdette a eu recours à un moyen plus compliqué, mais fort ingénieux. Ce moyen, le voici : faire prendre à une vache ou à une chèvre le médicament qu'on désire administrer au malade, et le malade fait usage du lait médicamenteux de l'animal.

L'Académie a voté des éloges à cette méthode nouvelle. Il semble que la docte compagnie se soit laissée entraîner, car, en sanctionnant cette pratique, n'était-ce pas approuver l'emploi des petites doses hahnemanniennes? N'y a-t-il pas la plus grande analogie entre la méthode Labourdette et la pharmaco-dynamie homœopathique? Dans le lait des vaches soumises à la médication, à peine retrouve-t-on traces des substances administrées.

A cette occasion, M. le professeur Trousseau est venu proclamer hautement l'action dynamique des médicaments. Il a essayé de démontrer que les médicaments peuvent agir aux plus petites doses, que la quantité, la dose de l'agent thérapeutique n'est pas de grande importance, qu'il n'est pas nécessaire que le médicament soit pris en nature et qu'il soit mis au contact de l'économie pour produire les effets qu'on en attend.

Je cite le discours :

« La question de l'action directe des médicaments et celle de leurs doses sont deux questions qui se touchent et se confondent. Pour ma part, je ne suis pas convaincu que ce soit le médicament lui-même qui soit, par une influence toute directe, l'agent thérapeutique ; je ne crois pas, par conséquent, que la quantité de substance administrée soit de la plus haute importance.

« Ceci, je le comprends, a besoin d'explication. Prenons, par exemple, le traitement de la chloro-anémie. On a cru pendant longtemps que le fer n'avait d'efficacité dans cette affection que parce qu'il s'introduisait en nature dans le sang pour y reconstituer la matière colorante des globules. On supposait que les minimes parties de fer qui manquaient dans le sang d'une femme chlorotique étaient remplacées par une certaine quantité de doses énormes de fer ingérées. Aujourd'hui cette théorie de l'action des ferrugineux est à peu près généralement abandonnée. On admet que ce médicament agit d'une certaine façon pour modifier les fonctions, et qu'il dispose en particulier les fonctions assimilatrices de telle manière que de petites quantités de fer soient absorbées, utilisées, indépendamment du fer qui a été administré ; c'est-à-dire que l'assimilation porte tout aussi bien sur le fer que contiennent les aliments, quels qu'ils soient, que sur celui qu'on a fait prendre en abondance aux malades.

« Ce que je dis du fer, je pourrais le répéter pour d'autres médicaments auxquels c'est aujourd'hui une tendance générale d'attribuer *une action purement dynamique*.

« Le mercure, par exemple, n'agit pas autrement. Personne ne s'imagine que le contact direct du mercure dans chaque particule vivante soit nécessaire pour neutraliser sur place et dans tous les points de l'organisme le virus syphilitique. Si cela était, il est évident que le lait d'une vache soumise au régime mercuriel devrait, pour être efficace contre la syphilis, contenir des quantités de mercure bien plus considérables que celles qu'on y découvre. Mais je suis convaincu que ce lait, indépendamment du mercure qu'il contient, agit encore en vertu des propriétés que lui donne l'état général déterminé chez l'animal par le régime mercuriel. Tous les jours nous soumettons les nourrices à un traitement mercuriel destiné à agir médiatement sur l'enfant infecté, et bien que la dose de mercure administrée à ces femmes ne soit pas comparable à celle que l'on fait prendre aux animaux ; bien que, par conséquent, le lait des nourrices doive contenir encore moins de mercure que celui des vaches, il n'en est pas moins vrai que la santé du nourrisson se rétablit.

« Le mercure agit, dans ce cas, non parce qu'il est contenu en nature dans le lait de la nourrice, mais en vertu d'une certaine *propriété dynamique* communiquée à ce lait, et qui est la conséquence de la modification générale imprimée à l'économie de la nourrice par l'action du médicament.

« Il en est de même de l'action de l'iode...

« Ce n'est donc pas toujours, résume M. Trousseau, par l'action directe que les médicaments agissent sur l'économie, mais souvent par action indirecte, dynamique, en vertu d'une modification spéciale imprimée à l'organisme. » (*Gazette des Hôpitaux*, 1859, p. 199.)

Cette manière d'envisager l'action du médicament est combattue, on le pense bien, par plusieurs membres.

M. Boudet trouve là une doctrine homœopathique : « Il faut être homœopathe, dit-il, pour admettre une semblable doctrine. » M. Piorry s'écrie qu'en admettant ce dynamisme spécial on court risque de donner la main aux homœopathes. Cependant M. Chatin se rallie à l'idée émise par M. Trousseau d'une action dynamique qui ne serait pas en rapport avec la quantité de substance médicamenteuse ingérée ; il croit à l'efficacité de très-petites doses, pourvu qu'elles soient appréciables. L'orateur cite des cas de goître guéris par l'administration de végétaux iodés quand le traitement par l'iode en nature et à haute dose avait échoué. L'efficacité des petites doses est prouvée par les résultats de l'administration des eaux minérales dans lesquelles les substances médicamenteuses existent en si petite quantité et dont l'action thérapeutique est cependant si supérieure à celle des produits pharmaceutiques. (*Gazette des hôpitaux*, 1859, p. 199.)

XIII

J'ai fini ma tâche.

Il est démontré, ce me semble, que l'homœopathie est professée à la Faculté de Paris. Ce n'est pas, il est vrai, l'homœopathie dans toute sa pureté, dans toute sa beauté. On voit qu'il y a contrainte, dissimulation : les emprunts sont voilés. Mais enfin les principes fondamentaux sont admis ; la loi de similitude devient un phare lumineux qui guide dans la pratique, la théorie d'Hahnemann sur les maladies chroniques est en partie reconnue, l'action dynamique des médicaments est proclamée hautement.

Maintenant, puisque l'homœopathie a ses représentants au sein de l'École et de l'Académie, pourquoi la rejeter de l'École? Pourquoi lui fermer les portes de l'Académie et lui défendre l'entrée des hôpitaux?

Oh ! quand la découverte, le progrès ne part pas de l'Académie, de la Faculté, qu'il lui est difficile de pénétrer dans leur sein! On le comprend ; ces princes de la science ont à conserver l'héritage du passé, auquel ils ont ajouté ; ils ont à maintenir leur célébrité qui s'est fondée par des travaux, par des doctrines. Peuvent-ils admettre des idées nouvelles qui viennent détruire ces travaux, bouleverser ces doctrines, anéantir leurs titres de gloire? Non ! et ils résistent.

Tant mieux pour l'homœopathie. Plus elle passera

par les peines, les labeurs, les tribulations, plus elle se vivifiera, plus elle se fortifiera. Le feu n'épure-t-il pas le fer? Ne craignons rien, ils ne se décourageront pas, ces généreux athlètes qui combattent pour le progrès; ils savent bien que, pour marcher en avant dans les routes non frayées, il faut passer sur les ronces et sur les épines, qu'importe? Ce ne sont ni les sourdes persécutions, ni l'odieuse conspiration du silence, ni les menées de l'envie, ni les injures de la calomnie qui peuvent étouffer la puissance expansive de la vérité régénératrice. La vérité marche et s'étend comme la flamme; une fois l'étincelle lancée, elle embrase tout, le feu gagne et se propage.

Il en sera ainsi de l'homœopathie.

Aussi nous en appelons du jugement de l'Académie et de la Faculté à un autre jugement de l'Académie et de la Faculté mieux informées.

PARIS. — IMP. SIMON RAÇON ET COMP., RUE D'ERFURTH, 1.

DES DOUCHES UTÉRINES dans la pratique des accouchements. In-8, 1854.

DE LA MORT PAR LA FAIM au point de vue de la médecine légale. In-8, 1855.

DE L'INANITION et de ses rapports avec la thérapeutique, l'hygiène et la médecine légale. In-8, 1856.

DE L'INFLUENCE FACHEUSE DE L'ÉTAT PUERPÉRAL sur le développement et la marche de la phthisie pulmonaire. In-8, 1857.

QU'EST-CE QUE L'HOMŒOPATHIE? In-12, 1858.

RECHERCHES ET CONSIDÉRATIONS SUR L'OPÉRATION CÉSARIENNE. In-8, 1859.

POUR PARAITRE INCESSAMMENT

LES PASSIONS

DANS LEURS RAPPORTS AVEC LA SANTÉ ET LES MALADIES

HYGIÈNE MORALE — THÉRAPEUTIQUE NOUVELLE

In-12 de 400 pages

PARIS. — IMP. SIMON RAÇON ET COMP., RUE D'ERFURTH, 1.